MORICHAU-BEAUCHANT & ŒCONOMO

La Cure de la Roche-Posay

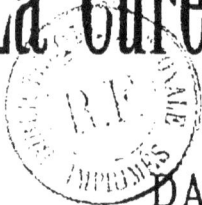

(VIENNE)

DANS L'ARTHRITISME

ET EN PARTICULIER

DANS SES MANIFESTATIONS CUTANÉES

(Communication au Congrès international d'hydrologie, climatologie et thérapie physique. Venise, Octobre 1905.)

PARIS

SOCIÉTÉ FRANÇAISE D'IMPRIMERIE ET DE LIBRAIRIE

15, rue de Cluny, 15

1906

MORICHAU-BEAUCHANT & ŒCONOMO

La Cure de la Roche-Posay

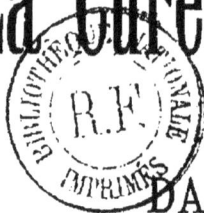

(VIENNE)

DANS L'ARTHRITISME

ET EN PARTICULIER

DANS SES MANIFESTATIONS CUTANÉES

(Communication au Congrès international d'hydrologie, climatologie et thérapie physique. Venise, Octobre 1905.)

PARIS

SOCIÉTÉ FRANÇAISE D'IMPRIMERIE ET DE LIBRAIRIE

15, rue de Cluny, 15

—

1906

La Cure de la Roche-Posay

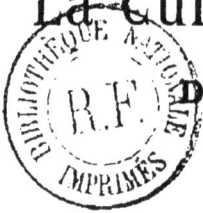

DANS L'ARTHRITISME

ET EN PARTICULIER

DANS SES MANIFESTATIONS CUTANÉES

———————•II•———————

Autorisées en 1898, les eaux de la Roche-Posay sont connues et utilisées depuis 1573. Les eaux sont athermales, leur température est de 12°. Leur saveur est agréable avec une certaine onctuosité, leur réaction légèrement alcaline. Il existe trois sources de composition presque identique. L'analyse de la source Saint-Savin, la plus employée, faite en 1896 par l'école des Mines, a donné la composition suivante par litre :

ANALYSE ÉLÉMENTAIRE

Acide carbonique { libre.		0,0104
{ des bicarbonates. . .		0,2781
Acide chlorhydrique.		0,0181
Acide sulfurique.		0,0433
Acide azotique.		Faibles traces

Silice.	0,0293
Protoxyde de fer.	Traces
Chaux.	0,1770
Magnésie.	0,0120
Lithine.	Faibles traces
Potasse.	0,0056
Soude.	0,026
Matières organiques	Traces notables
	0,6004

COMPOSITION CALCULÉE

Acide carbonique libre.	0,0104
Silice.	0,0293
Bicarbonate de chaux.	0,4551
» » fer.	Traces faibles
Sulfate de magnésie.	0,0360
» » potasse.	0,0104
» » soude.	0,0257
Azotate de soude.	Traces faibles
Chlorure de sodium.	0.290
Chlorure de lithium.	Traces faibles
	0,5959

Le dépôt formé par les sources contient des traces d'arsenic.

Une tradition de plus de trois siècles, confirmée par les observations que nous avons pu faire personnellement et par celles de nos devanciers, établit nettement la grande valeur des eaux de la Roche-Posay dans le traitement de l'arthritisme et de ses diverses manifestations, viscérales, articulaires, nerveuses et surtout cutanées.

La lithiase rénale dans toutes ses formes et dans toutes ses manifestations, qu'il s'agisse de sable, de gravelle ou de véritables calculs, est très favorablement influencée. Nous avons vu des malades, qui présentaient des coliques presque subintrantes, expulser, dès les premiers jours du traitement, du sable ou des graviers, et les douleurs disparaître pendant la cure même.

Nous en avons vu d'autres qui, après une ou plusieurs cures à la Roche-Posay, passaient de longues années sans éprouver aucune manifestation nouvelle.

La lithiase biliaire est traitée avec succès à la Roche-Posay, surtout à la période de boue et de sable biliaire.

L'ictère chronique simple, l'ictère acholurique, diverses manifestations de la cholémie familiale, en particulier le prurit et les douleurs articulaires, sont très améliorés par la cure.

De même que le rhumatisme biliaire, bon nombre de cas de rhumatisme chronique, d'arthrite sèche, se sont bien trouvés des eaux de la Roche-Posay. Les lésions anatomiques paraissaient peu influencées, mais nous notions une sédation des phénomènes douloureux, qui se prolongeait après la cure.

Cette action analgésique des eaux de la Roche-Posay nous a paru s'exercer d'une façon évidente dans la sciatique, le lumbago, les myalgies.

C'est surtout dans les manifestations cutanées de

l'arthritisme, en particulier dans l'eczéma, que la cure nous a semblé avoir des effets quasi spécifiques. Dans tous les travaux des anciens auteurs, cette action est signalée, et c'est depuis l'origine, que les affections de ce genre ont été traitées à la Roche-Posay. Nous avons vu bon nombre de malades, atteints d'eczéma, qui venaient au moment de poussées aiguës ou avec des lésions durant depuis plusieurs années ; nous avons observé des formes presque généralisées, d'autres localisées, des eczémas secs et des eczémas suintants : presque toujours nous avons obtenu les meilleurs résultats. Les eczémas qui nous ont paru le plus favorablement modifiés par le traitement étaient ceux où la prédisposition diathésique s'accusait nettement : les eczémas suintants, les formes prurigineuses, irritables, rebelles à tout traitement local, sujettes aux poussées incessantes. Le prurit, en particulier, était dans presque tous les cas le symptôme le plus rapidement influencé. Nous avons vu chez des malades porteurs d'eczéma de l'anus avec démangeaisons insupportables empêchant le sommeil, et qu'aucun traitement n'avait pu modifier, le prurit disparaître dès les premiers bains et les nuits redevenir paisibles.

Dans divers eczémas avec suintement abondant, nous avons vu celui-ci diminuer rapidement et cesser en général avant la fin de la cure ; parallèlement les lésions s'asséchaient et se cicatrisaient.

Il était exceptionnel de constater des poussées au cours du traitement ; celles-ci se produisirent néan-

moins quelquefois dans les premiers jours. Elles
étaient éphémères, ne commandaient pas la cessation
du traitement et ne retardaient pas la guérison.

L'action si remarquable des eaux de la Roche-Posay sur l'élément prurit explique les excellents résultats obtenus dans le traitement des névrodermites,
en particulier dans les différentes variétés de lichen
et dans l'urticaire chronique. Nous avons vu un cas
de prurit biliaire qui a complètement disparu
après une saison.

Nous n'avons pas observé de malades atteints de
prurigos (prurigos de Hebra, prurigos diathésiques) ;
mais nous pensons que la cure de la Roche-Posay
pourrait avoir une heureuse influence sur ces cas si
rebelles.

Plusieurs cas de psoriasis ne nous ont pas paru
retirer un bénéfice appréciable du traitement.

Les eaux de la Roche-Posay sont employées à
l'intérieur et à l'extérieur. L'eau en boisson se prend
par doses progressivement croissantes. On dépasse
rarement 2500 grammes. Les malades doivent se pro-
mener entre chaque dose. Les eaux sont bien tolérées
et les malades n'éprouvent aucune peine à en prendre
de grandes quantités. Elles n'ont pas d'effet purgatif.
Les selles semblent plus colorées pendant leur emploi.
Elles sont très rapidement absorbées. Dès que l'on
dépasse les doses de 400 à 500 grammes, l'effet diuré-

tique se manifeste ; il est extrêmement marqué, lorsqu'on atteint les doses élevées. Les mictions surviennent impérieuses, dès les premiers verres, et se
prolongent plus ou moins longtemps dans la journée.
Nous insistons sur les effets diurétiques, que nous
avons vus constamment se produire à la suite de l'ad-
ministration de doses relativement faibles, et chez des
malades oliguriques habituels.

Nous associons toujours, sauf contre-indications
spéciales, la cure de boisson et les bains. Ceux-ci
sont donnés pendant une durée et à une température
variables suivant les cas. Nous avons recours aussi
aux diverses pratiques hydrothérapiques et notamment
à la douche tiède en pluie, sans pression, d'un si pré-
cieux secours dans le traitement des dermatoses prurigineuses.

Nous avons exposé les résultats obtenus à la Roche-
Posay et la façon dont nous les obtenons. Pouvons-
nous les expliquer ?

Il est évident que, dans bon nombre de cas, il faut
faire intervenir une action mécanique de lavage. In-
gérées en grande quantité, les eaux passent rapidement
dans le torrent circulatoire et dans les plasmas inters-
titiels qu'elles diluent. Par la diurèse abondante qu'elles
provoquent, elles entraînent avec elles les déchets ex-
crémentitiels et débarrassent les voies urinaires des
scories qui les obstruent. Elles exercent ainsi une
action désintoxicante et éliminatrice. Ces propriétés

leur sont communes avec d'autres eaux de composition chimique analogue, qui agissent vraisemblable-
ment par le même mécanisme. Mais comment expliquer le pouvoir analgésique sédatif et cicatrisant des
eaux de la Roche-Posay, qui permet de les appliquer
d'une façon si heureuse au traitement de certaines
dermatoses ?

L'analyse chimique, du moins celle qui nous est
connue actuellement, ne nous renseigne en aucune
façon. Faut-il faire intervenir, et dans quelle mesure,
l'action d'agents nouveaux dont on commence à entre-
voir seulement le rôle considérable en thérapeutique,
tels que oxydases, ferments métalliques, radio-activi-
vité ? De nouvelles recherches permettront peut-être
de l'établir. Nous avons voulu uniquement, dans ce
travail, appeler l'attention sur un certain nombre de
faits, qui nous paraissent plaider en faveur de la cure
de la Roche-Posay dans l'arthritisme et en particulier dans ses manifestations cutanées.

*

OBSERVATIONS

OBSERVATION I. — *Lithiase rénale.*

C..., âgé de 66 ans, habitant Paris. Antécédents arthritiques familiaux et personnels. Première atteinte de coliques néphrétiques il y a six ans. Les crises, d'abord espacées de plusieurs mois, se rapprochèrent et survinrent tous les quinze jours. Il y a trois ans, il vint faire une saison à la Roche-Posay. Traitement par l'eau en boisson, huit verres par jour, et par les bains. Au bout de quelques jours, il expulsa plusieurs graviers de faible dimension avec douleurs assez vives. Depuis cette époque, il n'a plus eu de crises douloureuses. Chaque année, il fait une cure et remarque que, quarante-huit heures après l'ingestion des eaux, il rend presque sans douleurs une grande quantité de sable. Nous voyons le malade au mois d'août 1905 ; il se considère comme guéri, mais continue à titre préventif l'usage des eaux de la Roche-Posay.

OBSERVATION II. — *Lithiase rénale* (1).

C..., 62 ans, habitant Châtellerault. Antécédents arthritiques nets. Il éprouva cette année pour la pre-

_____

(1) Observation communiquée par le Dr Lesguillon.

mière fois des douleurs dans la région rénale, sans crise néphrétique vraie. Il rendait des urines chargées d'urates et d'acide urique. Au mois de mai, à son lever, il ressent en urinant une vive douleur, il rend des urines sanglantes et expulse un petit calcul d'urates, mamelonné, à surface très irrégulière. Il vint faire une saison à la Roche-Posay en juillet 1905, sur les conseils du Dr Lesguillon. Il prit 8 à 10 verres d'eau quotidiennement et un bain tous les deux jours. Il rendit sans grandes douleurs, pendant sa saison, une quantité de petits calculs et aussi des urates en grande abondance. Depuis sa cure, il se sent très soulagé et n'a plus eu aucune douleur.

OBSERVATION III. — *Ictère acholurique avec urticaire et prurit.*

Antoinette R..., âgée de cinq ans et demi. Mère morte d'une maladie de foie. Père vivant et bien portant. L'enfant a eu de l'ictère à l'âge de 3 ans 1/2, à la suite d'une gastro-entérite ; depuis cette époque, elle a toujours conservé le teint jaune. Elle présente, deux ou trois fois par mois, des poussées prurigineuses, avec éruption d'urticaire qui dure cinq ou six jours. Elle vient faire une saison à la Roche-Posay au mois de juillet 1905.

L'enfant est normalement développée. Les téguments présentent une coloration jaune. Le ventre est ballonné, l'enfant digère mal, vomit quelquefois et a souvent de la diarrhée. Le foie est gros et déborde

les fausses côtes de deux travers de doigt, la rate ne
paraît pas augmentée de volume, les urines ne don-
nent pas la réaction de la bile. Il n'y a pas actuellement de poussée d'urticaire ; celle-ci est survenue il y
a quelques jours et on constate encore des lésions de
grattage. Le traitement consiste en bains quotidiens,
en douches tièdes en pluie. Pendant toute la durée
de la cure, il ne se produit ni prurit ni urticaire. A la
fin, le teint s'est très sensiblement éclairci. Deux mois
après, l'amélioration s'est maintenue, l'enfant n'a plus
eu d'urticaire. Jamais, depuis le commencement de
sa maladie, elle n'était restée plus de quinze jours sans
en présenter.

OBSERVATION IV. — *Rhumatisme chronique partiel
du poignet.*

B..., âgée de 28 ans, domestique, vient à la Roche-
Posay en juin 1905. Pas d'antécédents morbides héréditaires ni personnels. Il y a trois ans, à la suite d'un
refroidissement, dit-elle, elle présenta des douleurs au
niveau du poignet gauche. Elle eut une crise aiguë,
qui dura quelques jours et pendant laquelle elle ne
pouvait remuer son poignet, qui était gonflé, rouge et
douloureux. Les douleurs se calmèrent, les accidents
aigus disparurent. Quelque temps après, une nouvelle crise se produisit dans les mêmes conditions,
durant le même temps. Dès lors elles revinrent à intervalles irréguliers toutes les deux ou trois semaines,
surtout aux changements de temps ou de saison ; la

malade n'a jamais passé un mois sans en avoir. Les douleurs restèrent localisées au poignet gauche sans s'étendre aux autres articulations.

Lorsque nous la voyons au mois de juin, elle est en pleine crise aiguë. Le poignet gauche est légèrement tuméfié et rouge. A la palpation, les surfaces osseuses ne paraissent pas augmentées de volume. Le gonflement est dû à l'œdème périarticulaire et à un certain degré d'épanchement. On provoque une vive douleur par la pression au niveau de l'interligne, surtout au niveau des apophyses styloïdes du radius et du cubi· tus : les mouvements de flexion et d'extension peuvent difficilement s'effectuer et sont très douloureux. La malade ne peut pour ainsi dire pas se servir de son poignet. Les douleurs spontanées sont vives et empêchent le sommeil. On note des nodosités au niveau des articulations phalango-phalangiennes de l'index et du médius. Rien à signaler du côté des autres articulations. Les organes fonctionnent normalement. Le foie ni la rate ne paraissent augmentés de volume. Ni sucre ni albumine dans les urines. La malade est de taille moyenne, bien constituée ; on note le teint mat, la grande abondance de taches de rousseur au niveau des parties découvertes, surtout de la face. La malade est bien réglée, elle a eu autrefois des saignements de nez assez abondants, jamais d'ictère, mais elle a toujours gardé le teint qu'elle a actuellement.

Nous commençons le traitement en pleine période aiguë : la malade prend chaque matin cinq verres de

la source Saint-Savin et un bain de une heure à une
température de 38°. Nous revoyons la malade trois
jours après. Les phénomènes aigus se sont dissipés.
Le poignet n'est ni rouge ni tuméfié, il a retrouvé son
volume normal. La malade prétend que la durée
de la crise a été abrégée. Le traitement est continué
pendant vingt jours. Pendant ce laps de temps, aucune
crise nouvelle ne se produit. Les douleurs qui sur-
venaient, même dans l'intervalle des crises, ont été
très atténuées et n'ont pas empêché le sommeil. Nous
avons des nouvelles de la malade deux mois après :
son état s'est maintenu bon, sans crises ; elle dit
n'avoir jamais été si longtemps bien depuis le commencement de la maladie.

OBSERVATION V. — *Arthrite sèche du genou.*

N..., âgé de 38 ans, vient à la Roche-Posay au mois
d'août 1905. Aucun antécédent morbide. Il souffre
depuis cinq mois du genou gauche. Les douleurs ont
été progressivement en augmentant, malgré les traitements employés. C'est un homme de bonne constitu-
tion. Il se plaint uniquement de son genou gauche.
Il éprouve à ce niveau des douleurs très vives pendant la journée et surtout la nuit, où elles empêchent
parfois le sommeil. La marche est très pénible et le
malade est obligé de se servir d'une canne. Il ne peut
se porter sur son membre malade. Lorsqu'il est resté
assis quelque temps, il éprouve une grande difficulté
à faire quelques pas, difficulté qui s'atténue ensuite.

L'articulation n'est pas augmentée de volume. Il n'y a pas d'atrophie musculaire appréciable, pas de liquide dans la jointure. Les mouvements de flexion et d'extension s'effectuent normalement, mais provoquent des craquements qui s'entendent à distance. On ne note rien de spécial du côté des autres articulations. Les grands appareils fonctionnent normalement. L'urine ne contient ni sucre ni albumine. Le malade n'a pas eu la blennorrhagie. Le traitement consiste en bains quotidiens à 38° d'une durée de 40 minutes et en huit verres d'eau de la source Saint-Cyprien ; il se poursuit pendant trente jours. Après ce laps de temps, l'amélioration est très sensible, le malade marche beaucoup plus facilement, il peut se tenir quelque temps sur sa jambe malade. Les douleurs ont à peu près complètement disparu et les nuits sont excellentes.

OBSERVATION VI. — *Lombago chronique.*

L..., âgé de 40 ans, maréchal ferrant. On relève dans ses antécédents une névralgie sciatique droite survenue à l'âge de 28 ans à la suite d'une longue promenade. Il y a près d'un an, ayant pris froid, il commença à sentir des douleurs dans la région lombaire, qui sans être très intenses le gênaient dans l'exercice de sa profession. Il y a trois mois, ces douleurs augmentèrent et l'obligèrent à garder le lit.

Nous voyons le malade au mois de juillet 1905. Il se plaint très vivement de la région lombaire. A l'in-

spection, on ne perçoit rien d'anormal ; à la palpation,
il existe une douleur très vive au niveau des muscles
de la masse sacro-lombaire. La douleur se propage
dans les muscles dorsaux et dans les muscles péri-
scapulaires du côté droit. La gêne fonctionnelle est
très marquée. Ce malade, couché dans son lit, se tourne
difficilement, il peut à grand'peine s'asseoir sur son
séant et se lever ; debout, il se tient courbé en deux.
Il exécute ces mouvements tout d'une pièce. Il n'existe
pas de douleur à la pression des apophyses épineuses,
ni troubles nerveux objectifs. Le malade est fortement
constitué, l'état général est excellent. Aucun trouble
du côté des organes. Ni sucre ni albumine. Le traitement consista en bains, douches chaudes, cure de
boisson, il dura 20 jours. Le malade quitte la Roche-
Posay très amélioré. Il se redresse complètement,
peut ramasser à terre un objet sans difficulté. Il ne
persiste qu'un peu d'endolorissement dans les régions
primitivement intéressées.

OBSERVATION VII. — *Sciatique.*

P..., âgé de 55 ans, professeur, habitant Poitiers.
Rien à signaler dans ses antécédents héréditaires. Il a
toujours joui d'une excellente santé. Depuis cinq mois,
il souffre d'une sciatique droite contre laquelle de
nombreux traitements ont été employés sans succès ;
en dernier lieu, il a pris des bains sulfureux prolongés.
Il vient à la Roche-Posay au commencement de
juillet 1905.

Lorsque nous le voyons, nous constatons que la marche est extrêmement difficile, le malade est obligé de se courber en se tenant des deux mains sur sa canne. La jambe droite est sensiblement fléchie sur la cuisse et le contact avec le sol se fait seulement par la pointe du pied. A l'examen, on constate tous les signes classiques de la sciatique. Le malade se plaint de douleurs très vives sur le trajet du nerf, continues et paroxystiques, survenant surtout la nuit, où elles empêchent le sommeil. Il n'existe aucun trouble de la sensibilité objective. Le réflexe rotulien est normal. Il existe un peu d'atrophie au niveau de la cuisse malade. Rien de particulier à signaler du côté des divers appareils, l'état général reste assez satisfaisant, bien que le malade soit un peu émacié. L'urine ne contient ni sucre ni albumine.

TRAITEMENT. — Bains quotidiens à 37° d'une durée d'une demi-heure ; douches chaudes après le bain.

Après 8 jours de traitement, le malade commence à se redresser. Il fait quelques pas en s'appuyant d'une main sur sa canne. Il peut entrer seul dans sa baignoire, ce qu'il ne pouvait faire au début. 15 jours après, l'amélioration est très sensible ; l'extension de la jambe sur la cuisse est à peu près complète, le malade commence à marcher un peu, les douleurs sont très atténuées et ne troublent plus le sommeil. Après un court intervalle, le malade revient faire une deuxième saison. Il reprend les bains et les douches, on leur associe le massage. L'atrophie disparaît, le malade

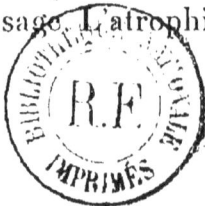

marche facilement et, à la fin de la saison, il accomplit sans fatigue une marche de 12 kilomètres.

OBSERVATION VIII. — *Eczéma suintant des membres inférieurs.*

S..., 28 ans, employé de commerce, demeurant à Poitiers. Père atteint de gravelle, mère goutteuse et rhumatisante, un frère a eu de l'eczéma de la face, un autre frère du rhumatisme articulaire aigu. Lui-même avait eu une très bonne santé jusqu'à il y a trois ans. Au mois d'octobre 1903, il présenta une poussée d'eczéma au niveau des deux jarrets. Les lésions s'étendirent rapidement, surtout à gauche. Elles étaient peu prurigineuses, mais présentaient un suintement extrêmement prononcé, qui se produisit dès le début et persista en s'accentuant. Le malade passa la plus grande partie de l'hiver sans pouvoir sortir de chez lui. Malgré tous les traitements employés, l'amélioration fut à peu près nulle. Il vint à la Roche-Posay au mois de juillet 1904.

C'est un sujet robuste, ne présentant aucune tare organique. Rien à signaler du côté des divers appareils. L'urine ne contient ni sucre ni albumine. Du côté droit, il existe un placard eczémateux occupant toute la surface du creux poplité ; un second, de dimensions moindres, occupe la face postérieure et interne du cou-de-pied. A gauche, les lésions sont plus étendues, elles intéressent aussi le creux poplité, mais se prolongent à la face postéro-interne de la jambe jusqu'à la région malléolaire interne. Les téguments sont tuméfiés et hyperémiés ; bien qu'il n'existe pas de vésiculation nette, on constate l'existence d'un suintement abondant, qui se fait en nappe. Les lésions sont médiocrement prurigineuses, le malade éprouve seulement à leur niveau une sensation de chaleur et de tension pénible.

Le traitement consista en bains d'une durée initiale de une demi-heure portée rapidement à une heure. Le malade but de l'eau de la source Saint-Savin, en commençant par quatre verres et en atteignant un maximum de quinze. Il se poursuivit pendant 21 jours. Les premiers bains furent pris avec beaucoup d'appréhension, un dermatologiste éminent, que le malade avait été consulter à Paris, lui en ayant formellement déconseillé l'emploi. Dès le quatrième, une amélioration indiscutable apparaissait, le suintement disparaissait. Vers le milieu de la cure, les lésions eczémateuses régressaient manifestement. A la fin du traitement, le malade se considérait comme guéri. Il n'y avait plus ni suintement ni gêne quelconque. Seul persistait un léger état de rougeur sans tuméfaction de la peau. Le malade est revenu cette année à la Roche-Posay plutôt à titre préventif. Il a eu une seule poussée eczémateuse quelques mois après sa première cure ; elle resta peu étendue et guérit en quelques jours.

OBSERVATION IX. — *Eczéma sec de la face.*

Ch..., 58 ans, professeur à Poitiers. Rien à signaler dans les antécédents héréditaires ni personnels. Le malade, qui jusque-là n'avait jamais rien présenté d'analogue, eut, au mois de janvier 1905, une poussée d'eczéma au niveau du front et des oreilles, caractérisée par de la rougeur, des démangeaisons, de la desquamation. Il se soigna par différents topiques, les phénomènes aigus s'atténuèrent, mais les démangeaisons persistèrent très intenses. Il vint faire une saison à la Roche-Posay au mois d'août 1905.

L'état général est bon. Nous notons l'intégrité des différents appareils. Ni sucre ni albumine dans les urines.

Au niveau du front, des oreilles, il existe de petits placards eczémateux de dimensions médiocres, caractérisés par de la rougeur et un peu d'induration de la peau, et par la présence de fines squames. Les démangeaisons sont très vives, surviennent le jour et surtout la nuit, où elles empêchent parfois le sommeil. Il existe aussi un petit placard eczémateux à la paume de la main ayant les dimensions d'une pièce de cinq francs. Il présente les mêmes caractères, mais le prurit y est moindre.

Le malade prit quotidiennement 8 à 10 verres d'eau de la source Saint-Savin et un bain d'une heure de durée.

Dès les premiers bains, les démangeaisons s'atténuèrent et le malade, qui dormait mal auparavant, passa des nuits excellentes. Dès le septième bain, la rougeur diminua ; la peau était complètement blanchie avant la fin de la cure.

Quinze jours après la cessation du traitement, poussée légère de prurit sans eczéma. Elle ne dura que quelques jours, et depuis la guérison s'est maintenue.

OBSERVATION X. — *Eczéma suintant et prurigineux.*

F... M..., âgé de 72 ans, habitant la Ferté-Macé. Rien à signaler dans les antécédents héréditaires, si ce n'est une sœur ayant eu pendant longtemps de l'eczéma des mains.

Lui-même a eu une bonne santé, n'a jamais eu de maladies graves. Sa vie était régulière. Il n'a jamais fait d'excès.

Depuis 35 ans, il a de l'eczéma au niveau de la face dorsale des mains et des espaces interdigitaux caractérisé par de la rougeur, des squames, de vives démangeaisons. Il y a 18 mois, l'eczéma apparut à la figure ; quelques mois après, nouvelle poussée siégeant aux jambes, puis à la face interne des cuisses. Il y a 3 mois, les bras se prirent à leur tour. Les lésions étaient suintantes, très prurigineuses. Elles persistèrent et même s'accrurent, malgré les traitements locaux qui furent appliqués.

Le malade vient faire une saison à la Roche-Posay au mois d'août 1905.

Le malade est vigoureux malgré son grand âge. On

note l'intégrité des divers appareils. Pas de sucre ni d'albumine dans les urines.

Les lésions eczémateuses occupent la face, le cou, les membres supérieurs et les membres inférieurs.

A la face, elles siègent au niveau du front, des paupières, des joues, des oreilles. La peau est rouge, un peu tuméfiée, elle présente de nombreuses érosions recouvertes de petites croûtelles brunes. Les lésions ne sont pas suintantes ; elles sont médiocrement prurigineuses, sauf au niveau des oreilles.

Au niveau du cou, il existe un placard eczémateux ayant les dimensions d'une pièce de cinq francs. La peau est rouge, épaissie.

Aux membres supérieurs, les lésions siègent au pli du coude et s'étendent à la face interne du bras et de l'avant-bras. Elles sont bilatérales, mais un peu plus étendues à gauche. Il existe un petit placard ayant les dimensions d'une pièce de deux francs au niveau du poignet droit (face palmaire). Les lésions se caractérisent par de la rougeur et de la lichenisation des téguments, par l'existence de nombreuses petites vésicules dont quelques-unes sont rompues et recouvertes de croûtelles, par un suintement assez abondant, par un prurit très marqué. Au niveau de la face dorsale des mains et des espaces interdigitaux, à droite et à gauche, épaississement et desquamation de la peau. Pas de suintement ni de prurit.

Aux membres inférieurs, les lésions sont encore plus étendues. On note de chaque côté un placard à la face interne des cuisses, il en existe un autre occupant toute la région poplitée et descendant de plusieurs centimètres sur la face postérieure de la jambe, surtout du côté droit; un autre enfin au niveau des régions malléolaires internes et à la partie postérieure des articulations tibio-tarsiennes. Ces lésions présentent les mêmes caractères qu'au niveau des membres supérieurs. Elles sont encore plus suintantes et plus prurigineuses.

Le traitement fut commencé le 31 juillet; le malade arriva progressivement à boire dix verres d'eau de la source Saint-Savin et prit tous les jours un bain d'une durée initiale de un quart d'heure, qui atteignit une heure le quatrième jour.

Le malade craignait beaucoup l'eau, ayant remarqué à plusieurs reprises que des poussées nouvelles s'étaient développées sous l'influence des bains.

Le premier bain ne provoqua rien de spécial. Après le deuxième bain, qui avait été donné d'une durée de une demi-heure, une légère poussée se manifesta, caractérisée par des démangeaisons plus vives et une rougeur un peu plus marquée.

Les bains furent cependant continués, et leur durée fut portée à une heure le quatrième jour.

Dès le troisième bain, le malade accusait un effet favorable, le suintement avait diminué beaucoup, le prurit disparaissait et le malade pouvait dormir toute la nuit.

Au septième bain, l'amélioration objective était

manifeste et surtout appréciable aux membres inférieurs, où les lésions étaient le plus marquées.

Les téguments étaient moins rouges. Les vésicules
étaient moins nombreuses et en voie de cicatrisation.
Le suintement et les démangeaisons avaient à peu
près totalement disparu.

L'amélioration se poursuivit d'une façon progres-
sive pendant le cours du traitement, sauf une petite
poussée qui survint le 15 juin, attribuable à un écart
de régime, et qui fut d'ailleurs éphémère.

A la fin du traitement, le vingt et unième jour, l'état
des lésions était très favorablement influencé. Au niveau des membres, les téguments n'étaient plus rouges,
la peau conservait encore une pigmentation brune. On
ne notait plus de vésicules, mais l'existence d'une fine
desquamation. Les téguments avaient retrouvé en
partie leur souplesse. Le suintement, les démangeaisons avaient totalement disparu.

L'eczéma de la face avait été un peu moins favorablement modifié ; il existait encore une rougeur assez
vive au niveau des joues, du front, des oreilles, mais
seulement par placards disséminés.

Aucune démangeaison ni suintement.

OBSERVATION XI. — *Eczéma suintant et prurigineux
des membres.*

R..., 70 ans, envoyé à la Roche-Posay par le
docteur Meunier, de Tours.

Peu de choses à signaler comme antécédents pathologiques. Il y a 25 ans, il aurait eu une crise de névralgie faciale. Il n'a jamais été sujet aux migraines. Il a eu à plusieurs reprises des poussées hémorrhoïdaires. Il a toujours été gros mangeur et avait un régime surtout carné. Il n'a jamais souffert de l'estomac. Il y a 7 ans, il eut une poussée eczémateuse localisée au cuir chevelu, caractérisée par de la rougeur accompagnée de croûtes et de squames, les démangeaisons étaient très vives. La guérison se fit en quelques semaines avec un traitement purement local. Il y a 3 ans, apparition d'un placard eczémateux limité au cou-de-pied, suintant et prurigineux. Il fit une première saison à la Roche-Posay et s'en retourna amélioré. Dans le courant de l'année qui suivit, nouvelle poussée au niveau des cous-de-pied à droite et à gauche, et envahissement sur une faible étendue de la partie antérieure et inférieure des jambes. Deuxième saison à la Roche-Posay. Il fut encore amélioré ; toutefois, après la cure, les lésions n'avaient pas complètement disparu. Il restait au niveau des cous-de-pied deux petits placards. Jusqu'au mois de mai, l'état se maintient à peu près bon. A cette époque poussée aiguë extrêmement violente partant toujours du cou-de-pied, mais envahissant les jambes sur une grande étendue. Apparition de nouvelles plaques au niveau des coudes des deux côtés, mais surtout à droite. Le suintement était considérable ; les démangeaisons très marquées empêchant le sommeil, le malade dut garder le lit jusque vers la mi-juin. A cette époque, la poussée devint moins aiguë ; mais, malgré divers traitements locaux, l'état des lésions resta sensiblement le même. C'est alors, au commencement de juillet, qu'il vint faire une cure à la Roche-Posay.

C'est un malade d'aspect vigoureux, légèrement obèse, au facies coloré.

Il n'existe rien d'anormal du côté des différents appareils. Les urines ne renferment ni sucre ni albumine.

Un vaste placard eczémateux occupe la jambe gauche dans presque toute son étendue. Il commence, en avant, à deux doigts au-dessous du sommet de la rotule, en arrière, à la partie inférieure du creux poplité. Il est séparé des parties saines par un bord net légèrement surélevé. Il englobe la jambe en entier et se prolonge sur le cou-de-pied, la face dorsale du pied et des orteils. Sur toute cette surface, on note une rougeur et une tuméfaction de la peau extrêmement marquées.

Le suintement, bien que moins prononcé qu'autrefois, existe encore assez abondant. On note des squames grasses très nombreuses.

A droite, les lésions sont moins étendues. En haut, elles ne dépassent pas les deux tiers inférieurs, en arrière, et le tiers inférieur de la jambe, en avant. Elles se prolongent également au niveau du cou-de-pied et sur la face dorsale du pied et des orteils. Elles offrent les mêmes caractères que précédemment.

Au membre supérieur gauche, il existe un placard

au niveau du pli du coude ; la peau est tuméfiée, rouge et légèrement suintante. Au membre supérieur droit, placard moins étendu, mais occupant la même région et ayant les mêmes caractères.

Toutes ces lésions sont extrêmement prurigineuses et empêchent souvent le sommeil dans la première partie de la nuit.

Traitement. Cure de boisson, douze à quinze verres de la source Saint-Savin. Bains quotidiens d'une heure.

Les premiers jours du traitement n'amenèrent pas de résultats appréciables. Le suintement, les démangeaisons, l'aspect objectif des lésions ne furent en aucune façon modifiés. Pendant la deuxième semaine, une amélioration indiscutable et rapide se produisit. Le prurit fut moins marqué, le suintement disparut, la peau commença à blanchir, les squames diminuèrent d'abondance.

A la fin de la cure de vingt et un jours l'état était le suivant ;

Au membre inférieur droit, la guérison paraît complète, la peau a repris ses caractères normaux, elle est seulement un peu pigmentée et présente de fines squames. Au membre inférieur gauche, il reste encore un petit placard au niveau du talon et de la région malléolaire interne. La peau à ce niveau est encore rouge et un peu épaissie, mais il n'existe plus ni suintement ni prurit. Partout ailleurs la cicatrisation est complète.

Au membre supérieur droit, le placard eczémateux

du pli du coude a complètement disparu. A gauche, il persiste, sur une étendue d'une pièce de cinq francs environ, un peu de rougeur et d'épaississement de la peau. Ni suintement ni prurit.

OBSERVATION XII. — *Eczéma séborrhéique du cuir chevelu.*

Mme C..., âgée de 56 ans, vient faire une saison à la Roche-Posay au mois de juillet 1904. Rien de particulier à signaler dans ses antécédents héréditaires. Elle dit avoir eu, à l'âge de 2 ans, une éruption généralisée, qui aurait duré 10 mois. A 16 ans, elle eut une nouvelle éruption, qui se localisa au cuir chevelu et aux oreilles, celle-ci dura trois mois. La poussée actuelle date d'un an.

Lorsque nous l'examinons, nous constatons que le cuir chevelu dans son ensemble est intéressé. Les cheveux sont complètement tombés. Le cuir chevelu est couvert d'un liquide visqueux, qui forme des croûtes molles. Il est rouge et gonflé, surtout au niveau des régions temporales. Il est le siège de démangeaisons très pénibles, qui empêchent la malade de dormir. Le traitement suivant est appliqué : Bain quotidien d'une durée de trente-cinq minutes à une température de 36°, avec compresses imbibées d'eau sur le cuir chevelu. La malade boit six verres de la source Saint-Savin au commencement et on augmente d'un par jour, jusqu'à ce que le chiffre de quatorze ait été atteint. A partir du sixième bain, les démangeaisons dispa-

raissent, le sommeil revient. Vers la fin du traitement,
la rougeur du cuir chevelu a considérablement diminué
et il existe une ébauche de repousse. Nous conseillons
à la malade de faire une seconde cure de 21 jours
après une interruption de 25 jours. A la fin de cette
seconde saison, l'eczéma paraît complètement guéri,
les cheveux repoussent et sont résistants. L'état général
est excellent, la malade a gagné trois kilos.

OBSERVATION XIII. — *Eczéma suintant des mains.*

M. F..., âgé de 34 ans, instituteur. Il y a deux ans,
première poussée eczémateuse au niveau de la face
dorsale des mains, qui dure environ deux mois. Un
an après, nouvelle poussée, qui dure à peu près le
même temps. Une troisième poussée est survenue il y
a huit jours, et décide le malade à venir à la Roche-
Posay. Nous voyons le malade en pleine période aiguë
au mois de juillet 1904.

Il existe une rougeur très vive du dos de la main et
des doigts avec gonflement, des vésicules disséminées
en îlots irréguliers, des croûtes et des fissures longi-
tudinales. Le malade a des douleurs au niveau des
parties malades exaspérées par les mouvements de la
main et des doigts. Il se plaint aussi de vives démangeaisons.

Traitement : Bains quotidiens à 35° d'une durée de
quarante minutes, huit à dix verres d'eau de la source
Saint-Savin. Durée trente jours.

Le traitement ne détermina pas de poussée nouvelle.

Le suintement et le prurit disparurent à la fin de la
cure. Les lésions se cicatrisèrent et, quand le malade
partit, il ne conservait qu'un état squameux de la
peau au niveau des régions anciennement intéressées.

L'année suivante, le malade nous écrit que sa guérison s'est maintenue et qu'il juge inutile de revenir
faire une saison. Il a pris pendant les dix premiers
jours de chaque mois des bains locaux de la source
Saint-Savin et a bu en même temps de l'eau de cette
source.

OBSERVATION XIV. — *Eczéma orbiculaire des lèvres.*

Mme D..., âgée de 21 ans, habitant le Havre. Hérédité
paternelle et maternelle fortement entachée d'arthritisme. Bonne santé jusqu'à l'âge de 17 ans. C'est à
cette époque que commença la poussée eczémateuse,
qui a persisté depuis, malgré tous les traitements locaux qui furent employés. La malade vient à la Roche-
Posay en juillet 1904.

Nous constatons chez elle l'existence de lésions
eczémateuses, qui occupent la lèvre supérieure et
la lèvre inférieure. Elles sont caractérisées par
une desquamation lamelleuse de la muqueuse,
quelques vésicules rougeâtres et surtout par l'existence de fissures verticales, qui saignent, lorsque
les lèvres viennent à s'écarter brusquement. Les lèvres
sont augmentées de volume. La malade éprouve à ce
niveau des sensations pénibles de tension et de brû-
lure, qui s'exaspèrent dans les différents actes qui com-

mandent les mouvements de la bouche. La malade fit
la cure de boisson et prit des bains. Au début, elle
absorba quatre verres de la source Saint-Savin et arriva
à douze verres à la fin de la saison. Les bains furent de
trente cinq minutes au commencement et atteignirent
cinquante minutes. Les résultats furent très satisfaisants, la tuméfaction diminua, les fissures se cicatrisèrent, les sensations pénibles disparurent presque complètement, il persista un état squameux de la lèvre
supérieure. Nous revoyons la malade cette année, elle
vient faire une nouvelle cure, bien qu'il n'existe au
niveau des lèvres aucune trace d'eczéma.

OBSERVATION XV. — *Eczéma suintant prurigineux
de l'anus.*

M. R..., 62 ans. Père mort d'une hémorrhagie
cérébrale, était rhumatisant. Mère très nerveuse ayant
présenté des accidents hystériques, encore vivante.
Depuis l'âge de 58 ans, le malade souffre atrocement
d'un eczéma de l'anus. Constamment il éprouve
à la région anale de la chaleur et de la constriction ;
plusieurs fois par jour, et surtout pendant la nuit, il a
de véritables crises paroxystiques, les symptômes
précédents s'exagèrent, le malade est pris d'un besoin
irrésistible de se gratter ; en même temps, il accuse
dans le membre inférieur gauche tout entier une très
vive hyperesthésie.

A l'examen local, on constate l'existence d'un
eczéma périanal, les téguments sont rouges, suintants,

légèrement surélevés. Le toucher rectal n'indique
rien de particulier. Rien à signaler du côté des
divers organes, ni sucre ni albumine. Mauvais état
général.

Chez ce malade la cure de la Roche-Posay fit
merveille. Très rapidement les démangeaisons
s'atténuèrent et permirent le sommeil, les paroxysmes
s'espacèrent, le suintement diminua, et lorsque le malade quitta la Roche-Posay, au bout de trente jours,
il pouvait être considéré comme à peu près guéri. Le
traitement avait consisté en bains à 36° d'une durée de
quarante minutes. Les quinze derniers jours le malade
prenait, aussitôt après le bain, une douche tiède
générale en pluie sans pression, d'une durée de
deux minutes, et une douche donnée dans les mêmes
conditions sur la région périnéale.

OBSERVATION XVI. — *Eczéma sec prurigineux de
l'anus.*

F..., âgé de 60 ans, souffre depuis cinq ans d'un
eczéma de l'anus. Le prurit est intense, il est continu
avec paroxysmes nocturnes, le malade ne peut s'em-
pêcher de se gratter, il passe souvent des nuits entières
sans dormir. Il a essayé divers traitements sans
succès, son caractère s'est assombri. Il a eu des idées
de suicide. Il vient faire une saison à la Roche-Posay
au mois d'août 1904. Nous constatons, au niveau de la
région atteinte, l'absence presque complète de lésions,
les téguments sont lichenisés, légèrement rouges et

présentent des traces de grattage. Aucun suintement.
Le malade est mis au régime des bains, des douches
tièdes en pluie. Après une cure de vingt et un jours,
les résultats obtenus étaient très satisfaisants. Le prurit
avait diminué dans de notables proportions, les nuits
étaient généralement bonnes, l'état moral très amélioré. Le malade revint cette année faire une nouvelle
saison ; il se plaignait encore de démangeaisons assez
vives au niveau de l'anus, mais celles-ci n'avaient plus
l'acuité d'autrefois ; les nuits, sans être entièrement
bonnes, lui permettaient de prendre du repos. Le
même traitement fut appliqué, et quand le malade
quitta la Roche-Posay il allait tout à fait bien.

OBSERVATION XVII. — *Eczéma sec prurigineux de
l'anus.*

M. L.., 50 ans, éprouve depuis cinq ans des démangeaisons au niveau de l'anus. Celles-ci sont plus
intenses la nuit. Elles surviennent presque régu-
lièrement un quart d'heure après que le malade est
couché. Le malade ne peut résister au besoin de se
gratter. La crise n'a pas, en général, une longue durée
et permet au malade de prendre du repos. Nous le
voyons à la Roche-Posay au mois d'août 1905. Il
existe une rougeur assez marquée intéressant la marge
de l'anus, avec épaississement de la peau et lésions
de grattage. Pas de suintement. Traitement par les
bains et les douches tièdes en pluie. Amélioration
rapide. Après la cure de vingt et un jours le prurit est

à peu près disparu, les crises ne se produisent plus après le coucher. Le malade dort paisiblement.

OBSERVATION XVIII. — *Prurit anal.*

M^iie V..., 62 ans, habitant Paris. Hérédité arthritique. A eu des migraines depuis vingt ans, a des douleurs accompagnées de craquements dans les épaules et les genoux, qui surviennent au moindre changement de température. A présenté, il y a trois ans, une poussée de furoncles du côté de l'anus ; depuis cette époque, elle se plaint de démangeaisons à ce niveau. Celles-ci, en général, ne sont pas très intenses, la malade peut résister au besoin de se gratter ; elles empêchent cependant quelquefois le sommeil la nuit. La malade vient à la Roche-Posay au mois d'août 1905. Elle prend des bains quotidiens à 36° d'une durée d'une demi-heure. Dès les premiers bains, les démangeaisons s'atténuent et disparaissent complètement avant la fin du traitement. Pendant son séjour, la malade n'a pas souffert de ses articulations. Elle a pu faire de longues promenades à pied.

OBSERVATION XIX. — *Urticaire.*

Garçon âgé de quatre ans. Rien à signaler dans les antécédents héréditaires. Nourri au sein, il a toujours été bien portant. Depuis trois mois et demi, l'enfant a chaque jour, et parfois plusieurs fois par jour, des poussées d'urticaire. On voit apparaître en une région quelconque du corps, et souvent en plusieurs régions à la fois, des plaques rouges, saillantes, ayant les dimensions d'une pièce de cinquante centimes et au-dessous, séparées par des intervalles de peau érythémateuse ; il n'existe pas de démangeaisons. L'éruption dure quelques minutes et jusqu'à deux heures, elle disparaît rapidement sans laisser de traces, pour revenir de la même façon. Il vient à la Roche-Posay au mois de juillet 1905. Nous le voyons au moment d'une poussée. Il s'agit d'éléments d'urticaire typiques siégeant au niveau du cou et des membres supérieurs, et présentant les caractères décrits plus haut ; il n'y a aucune démangeaison. L'enfant paraît robuste, le teint est normal, on ne note rien du côté du foie; pas de troubles digestifs, pas d'antécédents cholémiques. Nous le soumettons aux bains tièdes quotidiens, et aux douches tièdes en pluie sans pression. Sous l'influence de ce traitement, les poussées s'espacent et diminuent de durée ; à partir du huitième bain elles disparaissent complètement, avant la fin du traitement.

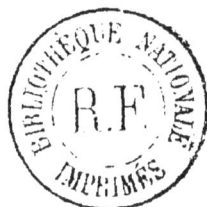

Poitiers. — Société française d'Imprimerie et de Librairie.

www.ingramcontent.com/pod-product-compliance
Lightning Source LLC
Chambersburg PA
CBHW060451210326
41520CB00015B/3910